JEÛNE INTERMITTENT

Millie Auclair

Contenu

Chapitre 1

Vos Premiers Pas Dans l'Univers du Jeûne intermittent.

Qu'est-ce que le jeûne intermittent?

Appelé « Fasting » ou « Intermittent Fasting (IF) » chez nos amis anglophones, le jeûne intermittent a déjà séduit des millions de personnes dans le monde.

L'idée est d'alterner entre une période d'alimentation et une période de restriction alimentaire dans laquelle les apports caloriques vont être sévèrement réduits.

Le jeûne intermittent ne doit pas être abordé comme un régime, mais plutôt comme une nouvelle façon de s'alimenter. Souvent considéré comme un nouveau style de vie, il est pratiqué de manière différente suivant l'objectif que l'on souhaite atteindre.

Certains protocoles sont très souples, d'autres plus restrictifs, c'est à vous de choisir.

L'une de ses plus grandes forces est son principe relativement simple : supprimer tout aliment calorique pendant une période donnée et reprendre une alimentation équilibrée le reste du temps.

Par ailleurs, le jeûne intermittent est un moyen très facile à mettre en place et surtout il vous permet de reconsidérer vos anciens schémas alimentaires.

La perte de poids significative qu'il apporte et les nombreux bienfaits sur la santé qu'il procure ne sont plus à démontrer.

Pour obtenir des résultats intéressants, le jeûne intermittent doit être pratiqué de manière intelligente et régulière. Pour cela, il existe plusieurs protocoles afin que chacun puisse profiter de celui qui correspond le mieux à ses attentes.

L'objectif principal du jeûne intermittent est la perte de poids ainsi que l'élimination de la masse graisseuse.

Mais ce n'est pas tout, il est aussi pratiqué pour les nombreuses vertus qu'il apporte à l'organisme lorsqu'il est pratiqué régulièrement.

Histoire du jeûne

Le jeûne ne date pas d'hier. Les générations avant nous l'ont pratiqué, il est utilisé depuis la plus haute antiquité, et nombreux sont ceux qui ont profité de ses vertus au fil du temps.

Les hommes jeûnent pour différentes raisons, qui sont soit physiques, soit spirituelles.

Le jeûne est profondément ancré dans les religions :

- Dans la religion juive, le jeûne est de six jours, répartis tout au long de l'année. Le plus connu est le jour du grand pardon, « Yom Kipour », qui est considéré par les juifs du monde entier comme le jour le plus saint de l'année. Il est dit aussi que Moïse a jeûné pendant 40 jours et 40 nuits sur le mont Sinaï.

- Dans la religion chrétienne, Jésus a jeûné 40 jours dans le désert. De nombreuses références dans l'Ancien Testament témoignent de la pratique du jeûne. Le jeûne consiste à imiter le Christ.

- Dans la religion musulmane, le jeûne est le quatrième des cinq piliers de l'Islam. Le jeûne est observé du lever au coucher du soleil pendant un mois qui est appelé « Ramadhan ». Ce jeûne a une dimension spirituelle afin de se rapprocher de Dieu.

- Dans la religion hindoue, le jeûne a un rôle important, les disciples jeûnent selon leurs croyances personnelles et leurs coutumes. Nous avons comme exemple de jeûne Ekadasi, Purnima ou shivaratri.

Savants et médecins pratiquaient le jeûne intermittent.

Hippocrate, le père de la médecine moderne, était en faveur du jeûne. Il disait à ce propos :

« Il faut être mesuré en tout, respirer de l'air pur, faire tous les jours des soins de la peau, de l'exercice physique et soigner ses petits mots par le jeûne plutôt qu'en recourant aux médicaments ».

Platon et Aristote, qui étaient des philosophes respectés, pratiquaient eux-mêmes le jeûne. De grands érudits comme John Calvin, Charles Wesley et John Knox connaissaient la valeur de cette discipline.

Au cours des siècles, nombreux sont les médecins qui ont constaté les bienfaits du jeûne.

Au XIXe siècle, de plus en plus de médecins et chercheurs se mirent à étudier les effets du jeûne. C'est à cette période que le jeûne a été utilisé comme thérapie pour prévenir certains troubles et guérir certaines maladies chroniques.

Le médecin Claude Galien prescrivait le jeûne comme thérapie afin de maintenir l'équilibre entre les humeurs et le corps.

Aussi, le célèbre médecin Avicenne prescrivait trois semaines de jeûne dans de nombreux cas de maladies.

Au XVIe siècle, le médecin suisse Paracelse affirmait que le jeûne permettait aux corps de s'auto guérir.

Deux siècles plus tard, Friedrich Hoffmann, médecin de famille du premier Roi de Prusse, publiait un livre : « comment soigner

des maladies graves par la modération et le jeûne ».

Isaac Jennings, médecin américain, soigna une jeune fille atteinte de typhus par la pratique du jeûne et du repos. Il comprit vite que le corps humain avait la capacité de s'auto guérir.

Aussi, en 1880, le Docteur Tanner, médecin anglais, expérimente le jeûne de longue durée. Il effectue 42 jours de jeûne, ce qui est totalement impensable à l'époque. Le Docteur Tanner avait l'habitude de dire : « la cure de jeûne est la vraie cure d'eau de jouvence ».

En 1900, John Tilden, médecin américain, ouvrit de nombreux centres de santé dans lesquels le jeûne était enseigné.

En 1915, un médecin de l'hôpital Rockfeller, Frédérich M. Allen, découvrit que le diabète pouvait être mieux géré par la privation de nourriture.

En 1923, Sergius Morgulis, professeur à l'université du Nebraska publia un livre assez technique intitulé « Hunger und unterernährung ». Ce livre est une étude approfondie sur le jeûne et la sous-alimentation.

En France, le docteur Paul Carton devint l'ambassadeur du jeûne, ils qualifiaient « d'aliments meurtriers » l'excès de viande, de sucre raffiné industriellement ainsi que l'abus d'alcool.

En 1950, Herbert Shelton fondateur de l'hygiénisme, prône les bienfaits du jeûne.

Le Docteur André Gernez a démontré depuis 1968 que le jeûne pouvait prévenir de nombreuses maladies dégénératives.

En Suisse, le médecin Édouard Bertholet enseigna le jeûne à quelques milliers de malades et de médecins. Il est aussi l'auteur du livre « le retour à la santé et à la vie saine par le jeûne ».

Comme vous pouvez le voir, le jeûne existe depuis la nuit des temps. Aussi loin que les historiens puissent remonter, l'être humain a connu le jeûne pour diverses raisons et en a toujours tiré de grands profits.

Voici une inscription trouvée sur une pyramide égyptienne datant d'environ 3800 ans av. J.-C. :

« Les humains vivent sur un quart de ce qu'ils mangent. Sur les trois autres quarts vit leur médecin ».

Les bienfaits du jeûne intermittent pour votre santé

Il est maintenant reconnu que le jeûne intermittent vous permet d'améliorer votre état de santé et a aussi l'avantage de vous aider à éliminer vos kilos en trop. Pourtant, ces atouts vont bien au-delà de la perte de poids et de la prévention de l'obésité.

Ainsi, le jeûne intermittent apporte d'innombrables bienfaits que vous allez très vite ressentir. Il va jouer un rôle très important sur la prévention de nombreuses maladies et au niveau de l'augmentation de la durée de vie.

Parmi les bienfaits du jeûne intermittent, voici une liste non exhaustive :

Le jeûne intermittent renforce le cœur.

D'après une étude américaine effectuée en 2005, il a été démontré que les personnes pratiquant le jeûne intermittent avaient un rythme cardiaque plus stable, et avaient un taux de stress inférieur à la moyenne.

Oui, le sang étant débarrassé de nombreuses toxines durant le jeûne, le cœur s'économise considérablement.

Le jeûne intermittent aide à brûler les graisses.

En s'abstenant de manger durant une période de 16 heures par exemple, votre corps va chercher l'énergie dont il a besoin au bon fonctionnement de votre organisme.

Cette énergie est récupérée dans les réserves de gras stockées dans votre corps. Plus la période d'abstinence est longue, et plus l'organisme va puiser dans les graisses stockées.

Le jeûne intermittent aide à détoxiquer le corps.

Que ce soit au niveau du système immunitaire, du système nerveux ou du système digestif, la pratique régulière du jeûne intermittent va permettre à votre organisme de se régénérer.

En effets, le processus de désintoxication va s'accélérer pendant le jeûne et les résultats ne tarderont pas à se faire sentir. Durant cette période, votre corps a plus de potentiel, ce qui n'est pas possible pendant les périodes de digestion.

Le jeûne intermittent ralentit le vieillissement.

La recherche a démontré que pratiquer le jeûne inter-mittent favorise la production de l'hormone de crois-sance.

Sécrétée par l'hypophyse, elle joue un rôle dans la crois-sance, la reproduction de cellules mortes et la fabrica-tion du muscle.

L'hormone de croissance facilite aussi la combustion des graisses. Ainsi, les cellules vieillissantes sont recy-clées à travers un processus appelé « autophagie ».

Chez les animaux, une étude a démontré que le jeûne a contribué à réduire de manière significative le stress oxydatif et la fibrose qui sont deux caractéristiques ma-jeures sur le vieillissement des tissus.

Il en ressort que le jeûne intermittent fait partie des stratégies efficaces pour ralentir le processus de vieil-lissement.

Le jeûne intermittent augmente vos capacités physiques et mentales.

Nous utilisons près de 50 % de notre énergie en période de digestion. Le fait de manger moins souvent permet à notre organisme de disposer de beaucoup plus d'énergie. Cela se ressent sur les performances physiques et intellectuelles.

Le jeûne intermittent vous aide contre la dépression

Toutes les personnes qui jeûnent régulièrement vous le diront, après quelques jours, beaucoup disent remarquer une nette amélioration de leur humeur.

Mais ça n'est pas tout, les scientifiques aussi ont découvert que le jeûne était souvent accompagné d'un sentiment de bien-être et parfois d'euphorie. (

Le jeûne intermittent réduit les risques de diabète de type 2

L'une des raisons pour laquelle beaucoup de personnes ont du mal à éliminer le gras stocké dans le corps est due à un dérèglement au niveau de l'insuline.

Le jeûne intermittent vous aide à améliorer votre sensibilité à l'insuline et réduit les risques de diabète de type 2.

Lorsque nous mangeons, le niveau d'insuline augmente. En période de jeûne, le taux d'insuline diminue ce qui facilite considérablement

la combustion des graisses.

Le Docteur Benjamin Horne a mené une étude à propos du jeûne intermittent et du diabète.

Voici ce qu'il dit :

« En plus de nos études précédentes qui démontrent que des décennies de jeûnes réguliers étaient associées à un risque plus faible de diabète et de risques cardio-vasculaires, nous pensons avec cette dernière étude que le jeûne intermittent est la façon qui a le plus d'impact pour limiter les risques de diabète et les problèmes métaboliques liés à celui-ci.

Chapitre 2

À Quel Rythme Voulez-Vous Jeûner ?

Les différents types de jeûne intermittent

Il existe plusieurs façons d'aborder le jeûne intermittent. Peu importe la méthode que vous choisirez, toutes permettent d'atteindre un niveau d'énergie optimum et une meilleure qualité de vie.

Mais surtout, le jeûne intermittent va vous permettre de perdre du poids alors choisissez le protocole qui colle le mieux à votre emploi du temps, vos activités... enfin, à votre vie de tous les jours.

Je vous conseille de le faire avec un objectif clair que ce soit pour perdre du poids, détoxiquer votre corps ou tout simplement vous sentir mieux et acquérir une meilleure santé.

Dans les pages qui suivent, vous allez découvrir 10 protocoles de jeûne intermittent pratiqués par de nombreuses personnes à travers le monde.

Certains sont plus populaires que d'autres, mais tous ont pour objectif de vous aider à retrouver une meilleure santé et à perdre régulièrement du poids. Une pratique constante vous permettra de vous sentir beaucoup mieux, tant au niveau physique que morale (oui, le jeûne intermittent a un impact positif sur l'humeur).

Avant de commencer, lisez et relisez tout ce qui concerne les différents protocoles afin d'en tirer le meilleur.

Sachez que les plages horaires de jeûne et d'alimentation ne sont pas figées, c'est vous qui fixez les règles.

Pour vous aider à mieux comprendre chaque protocole, j'ai créé pour chacun d'entre eux un tableau représentant les plages d'alimentation et de jeûne.

Il est important de savoir que dans la pratique du jeûne intermittent les temps de sommeil sont comptés, car bien sûr lorsque nous dormons nous cessons de nous alimenter.

Je vous laisse découvrir les différents protocoles.

Le jeûne 2 Day Diet

Appelé aussi « régime 5 : 2 », il a été popularisé par le Docteur et journaliste pour la BBC Michael J. Mosley avec son documentaire

« Manger, jeûner et vivre plus longtemps », où il décrit son expérience personnelle concernant le jeûne.

Les véritables concepteurs du jeûne « 2 Day Diet » sont Tony Howell, professeur d'oncologie, et Michelle Harvie, nutritionniste.

Ce protocole n'est pas vraiment un jeûne à proprement parler, mais plutôt un demi-jeûne.

Dans la pratique, il suffit de vous nourrir normalement pendant cinq jours de la semaine, et diminuer de façon conséquente votre consommation de calories durant les deux jours restants (500 pour les femmes et 600 calories par jour pour les hommes).

Pendant les jours d'alimentation, il est conseillé de manger comme vous le faisiez avant le jeûne et surtout

ne pas abuser en consommant de manière irrespons-
able.

Une alimentation méditerranéenne est même recom-
mandée.

Dans la pratique, lors des jours de restrictions alimentaires les adeptes de cette méthode utilisent deux mod-
èles d'alimentation.

Soit ils prennent trois petits repas.

Soit ils prennent deux repas légèrement plus importants.

Pour les premiers, ce sera petit-déjeuner, déjeuner, dîner. Pour les seconds, déjeuner, dîner.

Certains préfèrent manger le plus tard possible, mais
chacun est libre d'organiser ses journées comme il l'en-
tend.

Le nombre de calories étant très limité durant ces deux
jours de restrictions il est important pour vous de les
utiliser à bon escient.

Petit à petit, vous allez affiner votre jeûne et consommer
de la nourriture saine durant les fenêtres d'alimentation.

Il est préconisé de ne pas jeûner deux jours de suite pendant les premières semaines lorsque l'on débute. Ainsi, vous pouvez répartir ces deux jours selon vos envies de façon à démarrer dans les meilleures conditions.

Avantages.

Vous êtes libre de vous alimenter durant cinq jours par semaine, ce qui rend cette pratique assez facile à organiser.

Ce protocole a démontré ses effets positifs sur la perte de poids et la purification de l'organisme.

Inconvénients.

Deux journées avec un apport calorique très faible peuvent s'avérer difficiles. Durant les temps de « demi-jeûne », vos capacités physiques risquent d'être diminuées.

En effet, vivre 24 heures avec 500 ou 600 calories dans le ventre peut s'avérer assez difficile.

Tableau du jeûne 2 Day Diet

Le jeûne Eat Stop Eat

Créé par Brad Pilon, ce protocole de jeûne propose de ne rien manger pendant 24 heures, 1 à 2 jours par semaine.

En effet, ce qui est différent dans cette formule c'est qu'au cours de la semaine vous n'avez que deux jours de jeûne. Mis à part ces 2 jours, le reste du temps vous mangez normalement.

Ce jeûne ressemble à la méthode « 2 Day Diet », mais la différence réside au niveau de l'alimentation durant les jours d'abstinence.

Prenons un exemple concret :

Le lundi, vous arrêtez de manger à 20 heures puis vous démarrez votre jeûne qui va se terminer mardi à 20 heures. Vous vous alimentez normalement après ce jeûne de 24 heures.

Brad Pilon, propose de ne pratiquement rien manger du tout pendant les 24 heures de jeûne ce qui peut en décourager plus d'un. Mais dans la pratique cela n'est pas si difficile.

Si vous en ressentez le besoin, il est tout de même permis de consommer des aliments peu caloriques, comme les légumes, ou un léger bouillon.

Inutile de vous dire que la consommation d'eau ne casse pas le jeûne, bien au contraire.

Cela est valable pour tous les protocoles, quels qu'ils soient, il faut boire beaucoup d'eau et en particulier sur les longues périodes de jeûne comme c'est le cas ici.

Après cette période d'abstinence de 24 heures, Brad Pilon propose de ne pas se suralimenter, il dit :

« La meilleure façon de manger après le jeûne est de faire comme si vous n'aviez pas jeûné ».

En effet, la réussite de ce protocole consiste à s'alimenter normalement même après les 24 heures de restrictions. En faisant cela, vous ne comptez pas les calories, vous ne pesez pas les aliments. Par conséquent, aucun aliment n'est interdit.

La diminution des graisses va se faire semaine après semaine si vous respectez bien les principes de base de cette méthode.

Avantages.

Le fait de ne rien manger pendant 24 heures à une incidence directe sur la perte de poids et de masse graisseuse. Vous êtes libre de choisir vos jours de jeûne chaque semaine. Ils peuvent être différents d'une semaine à l'autre ce qui permet de mieux les intégrer dans la vie de tous les jours, surtout en cas d'imprévu.

Inconvénients.

Boire du bouillon et manger des légumes peut s'avérer difficile pour certains, surtout sur une période de 24 heures. La sensation de faim peut s'avérer importante (mais gérable) durant la période de sous- alimentation.

Tableau du jeûne Eat Stop Eat

Le jeûne Leangains

Appelé aussi « 16:8 », ce protocole a été inventé par Martin Berkhan, expert en nutrition et coach.

Ce jeûne est optimisé pour les athlètes, mais les personnes désirant perdre du poids trouvent dans cette méthode d'énormes avantages. Elle permet aux sportifs de préserver leur taux de masse grasse à un niveau très bas.

Ce protocole est basé sur le principe de se nourrir au bon moment avec une période de jeûne de 16 heures et une fenêtre d'alimentation de 8 heures. Énormément de gens qui pratiquent le jeûne intermittent utilisent ce plan.

Exemple concret :

Vous terminez de dîner le soir à 20 heures, c'est à ce moment que vous commencez votre jeûne de 16 heures. Vos heures de sommeil sont comptées dans cette période de jeûne (quand vous dormez, vous ne vous alimentez pas donc vous jeûnez).

Le lendemain, vous sautez le petit-déjeuner et reprenez votre alimentation vers midi jusqu'à 20 heures soit pour une durée de 8 heures.

Durant la période de jeûne, vous ne consommez rien de calorique. Café, eau, thé, tisane ou chewing-gum sans sucre sont autorisés.

Ce protocole a un grand succès auprès des sportifs.

Trois séances d'entraînement par semaine sont proposées aux adeptes de la musculation.

Avec cette méthode, Martin Berkhan propose un rapide développement de la masse musculaire et une importante perte de gras.

En adoptant ce plan, vous jeûnez sept jours par semaine.

Pour information, certains jeûnent 18 heures avec une fenêtre d'alimentation de 6 heures.

Avantages.

L'intérêt principal est la possibilité de vous alimenter durant une longue plage horaire (8 heures).

Manger à 13 heures suivies d'une collation vers 17 heures avec un copieux repas vers 20 heures peut être une bonne gestion de la plage d'alimentation.

Bien sûr, rien ne vous empêche de manger plus (ou moins). Ce protocole de jeûne est un des plus faciles à suivre.

Inconvénients.

Je ne vois pas trop d'inconvénients, c'est le jeûne que j'utilise moi- même. Le fait de manger à des horaires précis peut éventuellement déranger certaines personnes au bout d'un certain temps.

Tableau du jeûne Leangains

Le jeûne Fasting Mimicking Diet

Mis au point par le professeur Valter Longo et son équipe de chercheurs de l'université de Californie, ce jeûne consiste à restreindre l'apport calorique journalier durant cinq jours par mois.

Le FMD (Fasting Mimicking Diet) n'est pas un jeûne à proprement parler, mais une méthode qui vient imiter les effets du jeûne sans les (éventuels) inconvénients.

Pendant les cinq jours de jeûne, l'apport calorique est diminué considérablement. Les aliments riches en glucides et en protéines sont écartés durant ces cinq jours de restrictions.

Ceux-ci seront remplacés par une alimentation riche en amidons résistants comme les légumineuses, les grains entiers, la banane verte, la pomme de terre rouge cru, le riz qui sont des aliments à haute teneur en amidons résistants.

D'après le professeur, ceux-ci résistent à la digestion et passent à travers l'intestin grêle sans être digérés.

De ce fait, les amidons résistants nourrissent les bactéries dans l'intestin ce qui provoque un effet positif sur toutes ces bactéries ainsi que sur leur nombre.

Les amidons résistants ont un effet thérapeutique sur le colon et peuvent être utiles dans plusieurs types de troubles digestifs. Aussi, ils améliorent la sensibilité à l'insuline et abaissent le taux de sucre dans le sang.

Dans son protocole, le professeur Valter Longo propose un apport de 1000 calories le premier jour et de 700 calories les quatre jours suivants.

À la base, les recherches du professeur Valter Longo sont principalement orientées sur les effets du jeûne sur la santé.

Il a déclaré :

« Ce protocole semble être très bénéfique aux personnes qui ont un facteur élevé de risques de maladies telles qu'une pression artérielle élevée, les personnes en pré diabète et les personnes obèses ».

Le professeur Longo a créé pour celles et ceux qui désirent utiliser plus facilement son protocole un programme alimentaire sur cinq jours qu'il a appelé : Pro-Lon.

Ce programme est composé de collations, boissons, barres énergétiques, soupes...

Tout le monde n'a pas les moyens d'acheter des aliments créés sur mesure par les concepteurs des différents types de jeûne intermittent c'est pourquoi je pense qu'il n'est pas nécessaire d'investir dans ces gammes de produits.

Premièrement, ils coûtent assez cher et quoi qu'il en soit, en suivant les règles de base du jeûne intermittent que vous aurez choisi, vous perdrez du poids sans avoir à acheter des aliments « sur mesure ».

Avantages.

Très simples à organiser, vous vous alimentez normalement pendant 25 jours.

Les cinq jours de jeûne peuvent être considérés comme une cure de détox.

Inconvénients.

Conviens plus aux personnes qui n'ont pas trop de kilos à perdre ou qui désirent maintenir un certain poids.

Comme pour les protocoles du même genre, il peut être difficile pour certains de gérer le quotidien avec seulement 700 calories.

Tableau du jeûne Fasting Mimicking Diet

Le Jeûne Alternate Day Fasting

Créé par le professeur Krista Varady de l'université de l'Illinois à Chicago aux États-Unis, ce protocole de jeûne est assez soutenu.

Il consiste à manger ce que vous voulez durant un jour, suivi d'un jour de jeûne très limité en calories, 600 calories pour les hommes et 500 pour les femmes.

Pour faire simple, ce protocole consiste à jeûner un jour sur deux.

Les jours de restrictions, Krista Varady propose de sauter le petit- déjeuner ainsi que le dîner.

Elle conseille de prendre son repas à l'heure du déjeuner entre 12 et 14 heures donc en milieu de journée pour une meilleure gestion de celle-ci.

Bien entendu, vous pouvez très bien opter pour le dîner, vous gérez vos 500 ou 600 calories comme bon vous semble.

Elle considère que pratiquer un régime faible en calories sur de nombreux mois n'est pas faisable et trop contraignant pour la plupart des gens. C'est pourquoi elle a choisi de faire suivre les jours de demi-jeûne par une journée sans aucune restriction.

Elle affirme que cela fonctionne beaucoup mieux et permet aux personnes qui pratiquent ce protocole d'être plus à l'aise et moins

stressées sur le long terme. En règle générale, les gens perdent plus d'un kilo par semaine.

Pour ma part, je vous invite à ne pas faire vos premiers pas avec ce protocole de jeûne intermittent (ou demi-jeûne) qui peut s'avérer assez difficile à tenir dans le temps. En effet, jeûner un jour sur deux est assez contraignant.

Enfin, chaque personne est différente et le meilleur moyen de vous assurer que le protocole est fait pour vous est d'essayer quelques jours voire une à deux semaines.

Vous pourrez ainsi en tirer les conclusions qui s'imposent par rapport à vos attentes.

Avantages.

L'organisme aura moins de difficultés à s'habituer à ce nouveau protocole alimentaire. Il n'y a pas de variation et les semaines se ressemblent.

Ce protocole a fait ses preuves au niveau de la perte de poids sur de nombreuses personnes.

Avec ce plan, vous êtes quasiment sûr de perdre rapidement du poids.

Inconvénients.

Attention à ne pas vous suralimenter les jours sans restriction en espérant mieux aborder les journées de « demi-jeûnes ».

Pour les débutants, ce protocole peut vite devenir difficile au fil des jours.

Tableau du Jeûne Alternate Day Fasting

Le jeûne Warrior Diet

Rendu populaire par un ancien membre des forces spéciales israéliennes Ori Ofmekler, ce protocole vous propose de manger durant une plage horaire de quatre heures suivies d'une période d'abstinence de 20 heures.

Avec ce protocole, votre corps va venir pomper l'énergie dont il a besoin, dans la masse graisseuse, car il est soumis à une longue période de famine d'où une perte de poids plus rapide.

En suivant ce plan, votre corps va pouvoir se débarrasser des toxines accumulées au fil du temps et éliminer beaucoup de gras.

Dans la pratique, vous vous sous-alimentez durant la journée suivie d'une suralimentation le soir.

Cette méthode vient copier le mode de vie de nos ancêtres qui chassaient la journée le ventre presque vide et festoyaient le soir grâce aux fruits de leurs efforts fournis au cours de la journée.

Vous l'avez deviné, ce protocole consiste à prendre un unique gros repas par jour.

Votre repas peut être consommé à n'importe quel moment de la soirée même juste avant d'aller au lit.

Toutefois, il faut savoir que la période d'abstinence de 20 heures n'est pas aussi stricte qu'on peut le penser, vous pouvez manger des fruits, des légumes crus, des jus de légumes, enfin des aliments peu caloriques.

Des petites portions de protéines inférieures à 30 ml sont également autorisées.

Ori Ofmekler propose de manger votre repas le soir suivant une ligne directrice précise :

Le repas débute par les végétaux (tomates, champignons, lentilles), suivi par des protéines (viandes, œufs) accompagnées de glucides (potiron, patate douce) ainsi que des fruits pour finir.

Avantages.

Facile à mettre en place, ce jeûne s'adapte facilement à n'importe quel mode de vie. Il permet de diminuer considérablement les apports caloriques d'où une perte de poids importante.

Certainement, si vous désirez perdre du poids rapidement ce jeûne est fait pour vous.

Inconvénients.

Je le conseille plus à celles et ceux qui ont déjà une expérience du jeûne. Composé d'une longue période d'abstinence de 20 heures pour une fenêtre de 4 heures d'alimentation, les débutants risquent de ne pas s'y tenir.

Il peut être assez difficile pour certains de consommer tous les nutriments dont le corps a besoin sur une période aussi courte (4 h).

Si vous pensez que ce modèle est fait pour vous, alors foncez !

Tableau du jeûne Warrior Diet

Le jeûne spontané

Un très bon moyen de faire connaissance avec le jeûne intermittent est de commencer par le jeûne spontané.

Cette approche consiste à sauter un repas lorsque cela vous convient. Pour les personnes qui ont du mal à suivre un protocole de jeûne intermittent, ce style de jeûne est fait pour vous.

Nul besoin de suivre une méthode stricte pour récolter les bienfaits du jeûne. Vous pouvez sauter un repas ou deux lorsque vous êtes très occupés ou tout simplement lorsque vous n'avez pas faim.

Grâce à ce procédé, vous allez comprendre que sauter un repas n'est pas si dramatique, mais bel et bien un avantage pour votre organisme qui va pouvoir prendre un petit peu de repos.

Au fil du temps, vous allez vous habituer à cette pratique et prendre de l'assurance. Vous serez prêts si vous le souhaitez à passer à l'étape suivante qui consiste à s'abstenir de manger et de sauter un repas en pleine conscience.

Je veux dire par là que vous pourrez décider un jour à l'avance de sauter un repas que vous aurez choisi pour la journée du lendemain sans aucun problème.

En découvrant au jour le jour les bienfaits du jeûne intermittent, vous pourrez alors modifier votre alimentation en conséquence tout en tenant compte de vos capacités mentales, physiques et sociales (emploi du temps, etc.).

Il est vrai que se priver de nourriture toute une journée peut-être une chose effrayante pour les personnes qui sont habituées à prendre trois à quatre repas par jour, c'est pourquoi je trouve que le jeûne spontané est une alternative particulièrement intéressante.

Grâce à cette approche, vous allez pouvoir faire l'expérience par vous-mêmes et peut-être revoir vos anciennes habitudes.

Avantages.

Pour tout vous dire, le jeûne spontané ne présente que des avantages, vous gérez totalement les périodes d'abstinence. Si vous avez des a priori sur le jeûne intermittent cette approche va beaucoup vous aider.

Inconvénients.

Vous l'avez compris, les inconvénients sont nuls. Sauter un repas de temps en temps n'a jamais tué personne.

Bien entendu, je ne le répéterai jamais assez, parlez-en à votre médecin, car en matière de santé c'est lui qui vous connaît le mieux.

Le jeûne Renegade Diet

Jason Ferruggia est un coach américain qui aide les athlètes professionnels, les stars de cinéma ainsi que toutes les personnes qui le désirent, à perdre du poids, gagner du muscle et être au top de leur forme.

Il est l'inventeur de la méthode Renegade Diet qui se rapproche des jeûnes « leangains » et « Warrior Diet » avec toutefois quelques variantes.

Le principe est assez simple : jeûner tous les jours 14 à 16 heures puis s'alimenter de légumes tout en évitant les glucides durant 4 heures et finir la journée par une alimentation très riche.

De plus, ce protocole se concentre sur le bon fonctionnement de l'intestin.

En effet, la bonne santé de l'intestin permet une meilleure absorption des éléments nutritifs contenus dans les aliments.

Jason insiste sur le fait qu'un intestin mal en point va limiter considérablement la diffusion des principaux éléments nutritionnels sécrétés par la nourriture.

Dans la pratique :

1. Jeûne de 20 heures jusqu'à 12 heures le lendemain (soit 16 heures).

2. De 12 heures à 16 heures : phase de sous-alimentation :

Protéines faciles à digérer, matières grasses saines et légumes. Pour exemple : poisson blanc, épinards, noix, poivrons...

Les seuls glucides autorisés sont limités aux fruits.

1. De 16 heures à 20 heures : phase de suralimentation.

C'est l'heure du festin !

Dîner riche en protéines : bœuf, poulet, pommes de terre rôties... Grosse portion de glucides : fraises, framboises.

Vous mangez jusqu'à être complètement rassasiés.

Durant cette période de 4 heures, vous allez consommer plus de 80 % de votre apport calorique journalier.

Vous êtes libres de faire un gros repas, et si cela vous est difficile faites deux repas moins importants au cours de ces 4 heures de suralimentation.

Avantages :

La fenêtre de suralimentation étend limitée à 4 heures, il est difficile de dépasser l'apport calorique journalier.

La perte de graisse devient alors inévitable.

Beaucoup de sportifs utilisent ce modèle de jeûne intermittent pour améliorer leurs performances physiques.

Inconvénients :

La phase d'alimentation qui est divisée en deux parties (2 × 4 heures), peut-être délicate à gérer sur le long terme.

Lors de la phase de suralimentation, vous prenez votre plus gros repas sur une période de temps assez court (4 h).

Vous risquez d'être mal à l'aise au moment du coucher.

Tableau du jeûne Renegade Diet

Le Jeûne Fat Loss Forever

Inventé par John Romaniello et Dan Go, ce protocole de jeûne intermittent a pour objectif de tirer le meilleur des jeûnes Leangains, Warrior Diet et Eat Stop Eat.

Avec cette méthode, vous disposez d'un jour par semaine pour manger tout ce que vous désirez. Ensuite s'ensuit un jeûne de 36 heures et pour finir la semaine vous êtes libres d'utiliser les protocoles cités ci-dessus.

Dans la pratique :

Lundi : vous vous levez vers 6 ou 7 heures et au cours de cette journée vous manger comme bon vous semble sans aucune restriction. C'est la journée « plaisir », vous consommez ce qui vous plaît !

Vous dormez vers 23 h ou minuit, c'est à ce moment que commence votre jeûne de 36 heures.

Vous arrêtez de manger et ne consommez que des denrées non caloriques jusqu'au mercredi à midi (du lundi minuit au mercredi midi = 36 heures de demi-jeûnes).

À partir de cet instant, vous reprenez votre alimentation avec un des 3 protocoles cités ci-dessus pour finir un cycle de sept jours. Vous pouvez alterner entre les trois protocoles durant cette période.

Les concepteurs annoncent à propos de leur programme :

« Ce plan est destiné à faire face à deux choses :

1. offrir un programme de 12 semaines qui vous aidera à brûler les graisses rapidement comme jamais auparavant.

2. vous aidez à garder les résultats tout le long de votre vie - par les incroyables avantages du jeûne

intermittent - en vous offrant un plan nutritionnel jamais créé ».

Commedanslaplupartdesprotocoles,éviterlesaliments transformés en privilégiant la nourriture bio.

Avantages.

Ce jeûne est intéressant pour les personnes qui aiment avoir une journée de relâche dans la semaine.

Vous allez évidemment perdre du poids et vous débarrasser des graisses stockées si vous pratiquez la méthode jusqu'au bout.

Inconvénients.

Les plages horaires d'alimentation/jeûne changent tous les jours ce qui risque d'être assez perturbant.

Il faut être très motivé pour suivre un tel plan d'autant plus que les 36 heures de jeûne risquent d'être un frein pour certains.

Tableau du jeûne Fat Loss Forever

Le jeûne Bulletproof Diet

C'est lors d'un voyage au Tibet que David Asprey, affaiblit par l'altitude, se voit proposer un thé contenant du beurre de yack.

Surpris par l'effet énergisant de ce mélange, il décide d'adapter cette mixture aux coutumes américaines. C'est alors qu'est né : le Bulletproof Coffee (traduit par : café pare-balles).

Afin d'aider un bon nombre d'Américains en surpoids, David Asprey a créé après de nombreuses années de recherches la Bulletproof Diet qui séduit un grand nombre de sportifs et de stars.

Recette du Bulletproof Coffee :

1 tasse de café (non industriel et sans toxines).

1 à 2 cuillères à soupe de beurre biologique sans sel.

1 à 2 cuillères à soupe d'huile MTC (triglycérides à chaînes moyennes) ou huile de noix de coco bio.

Mixez le tout 20 à 30 secondes à l'aide d'un blinder jusqu'à obtenir un mélange onctueux.

Facultatif : vous pouvez ajouter à votre mixture de la cannelle, de la vanille, du chocolat noir ou un édulcorant comme la stévia.

Ce protocole s'appuie sur une théorie selon laquelle le manque de glucides met le corps dans un état de cétose (le corps se met en mode «   brûleur de graisse   »).

La Bulletproof Diet est basée sur une alimentation qui contient environ 55 % de l'apport calorique en graisses saines, 20 % de protéines animales, 15 % de légumes et 10 % de glucides.

Dans la pratique :

Vous terminez votre dîner vers 20 heures et commencez votre jeûne.

Le matin en vous levant, prenez une tasse de Bulletproof Coffee en guise de petit-déjeuner.

En milieu de matinée, vous pouvez reprendre une autre tasse sans toutefois dépasser 14 heures.

Vous avez donc cessé de vous alimenter de 20 heures la veille jusqu'à 14 heures, soit 18 heures de jeûne (ou demi-jeûne) mis à part vos cafés gras (Bulletproof Coffee).

À partir de 14 heures, vous mangez jusqu'à 20 heures.

L'alimentation conseillée par David Asprey lors des fenêtres sans restriction est basée sur la consommation de produits naturels de qualité supérieure.

Il explique aussi qu'une alimentation riche en matières grasses de grande qualité enseigne au corps à brûler les graisses plutôt que du glucose.

C'est là qu'intervient le Bulletproof Coffee (café gras) qui d'après son concepteur va permettre à l'organisme d'être rassasié pendant une longue période grâce aux matières grasses qu'il contient.

Avantages.

Le gros avantage est de pouvoir consommer plusieurs cafés gras dans la matinée ce qui permet de ne pas ressentir la faim jusqu'au moment de s'alimenter.

Grâce au café, les débutants ne ressentent pas voire très peu de fatigue.

Inconvénients.

Ceprotocoleestassezcontraignant,surtoutauniveaude l'alimentation.

Par exemple, il est conseillé de consommer de la viande d'élevage nourri à l'herbe sauvage (pâturage). De même pour les œufs, le poulet, etc.

Les céréales et légumineuses sont à éviter, ainsi que le sucre, les additifs synthétiques, les arômes et colorants industriels.

La consommation de fruits est limitée à deux portions par jour...

Vous l'avez compris, ce protocole de jeûne intermittent demande une certaine rigueur non pas sur les horaires, mais sur la qualité des aliments.

Trouver des produits alimentaires de très grande qualité peut être difficile suivant la situation géographique de votre lieu de résidence.

Si vous voulez aller plus loin, je vous propose de télécharger la feuille de route (en anglais) de la Bulletproof Diet qui propose un certain nombre d'options alimentaires :

Quand manger ? Quoi manger ?

Combien manger ?

En effet, David Asprey a conçu un protocole assez complet pour tous ceux qui désirent « vivre Bulletproof ».

Rien ne vous empêche d'essayer, certains trouvent ce plan de jeûne assez compliqué, d'autres en sont ravis.

Chaque personne est différente, alors forgez-vous votre propre opinion en testant par vous-même.

Tableau du jeûne Bulletproof Diet

Récapitulatif des différents protocoles

Le jeûne 2 Days Diet : vous êtes limités à 600 calories (500 pour les femmes) durant deux jours non consécutifs au cours de la semaine.

Le jeûne Eat Stop Eat : vous jeûnez 24 heures, 1 à 2 fois par semaine avec un apport calorique proche de zéro.

Le jeûne Leangains : vous jeûnez quotidiennement 16 heures pour une plage d'alimentation de 8 heures.

Le jeûne Fasting Mimicking Diet : durant cinq jours par mois, vous réduisez considérablement votre apport calorique (1000 calories le premier jour puis 700 calories).

Le jeûne Alternate Day Fasting : vous jeûnez un jour sur deux toute la semaine.

Le jeûne Warrior Diet : vous jeûnez quotidiennement 20 heures/jour avec une plage alimentaire de 4 heures.

Le jeûne spontané : vous sautez un repas quand vous le voulez, sans adhérer à un protocole spécifique.

Le jeûne Renegade Diet : vous jeûnez tous les jours entre 14 et 16 heures suivi d'une période de sous-alimentation de 4 heures et d'une période de suralimentation de 4 heures.

Le jeûne Fat Loss Forever : vous mangez ce qui vous plaît durant une journée, suivi de 36 heures de jeûne. Pour finir le cycle de 7 jours, vous utilisez un protocole (Leangains, Warrior Diet, Eat Stop Eat) ou combinez ces protocoles à votre guise.

Le jeûne Bulletproof Diet : vous jeûnez de 20 heures à 14 heures, mais entretemps vous consommez votre café (Bulletproof Coffee) du réveil jusqu'à 14 heures.

Comme vous pouvez le voir, ces techniques ou protocoles sont assez simples à mettre en place, il suffit de choisir les plages horaires (alimentation/jeûne), les plus adaptées à votre vie de tous les jours et à votre travail.

Certains sont beaucoup plus exigeants que d'autres, mais beaucoup de gens en tirent d'innombrables bénéfices à travers le monde.

Chaque personne est différente, alors prenez le temps de bien choisir le jeûne qui vous permettra de vous épanouir et surtout de garder une vie sociale intacte.

Il ne faut surtout pas vous mettre à l'écart en jeûnant systématiquement lorsque les autres mangent.

Conclusion.

Commencez doucement, soyez à l'écoute de votre corps et laissez- lui le temps de se reprogrammer.

Tous les protocoles incluent une alimentation bio afin de vous faire profiter au maximum des bénéfices que propose le jeûne intermittent.

Pourtant, nombreuses sont les personnes qui pratiquent le jeûne intermittent sans pour autant manger bio.

Moi le premier, je ne mange pas toujours bio. Je ne compte jamais les calories et je me fais plaisir lorsque j'ai envie.

Le simple fait de pratiquer le jeûne intermittent vous fera maigrir.

Mais, choisir son alimentation est une chose très importante pour notre santé et lorsque nous sommes dans une démarche de perte de poids il est vrai que la première chose à faire est de choisir ses aliments afin de manger de manière beaucoup plus saine.

Je m'y attache de plus en plus et je pense que vous ferez de même avec le temps si ce n'est pas déjà fait.

Alors, n'hésitez pas et foncez !

Dans ce chapitre, vous avez pris connaissance de 10 protocoles de jeûne intermittent. Quel que soit celui que vous avez choisi laissez- vous quelque temps afin de profiter des nombreux bienfaits qu'il peut vous apporter.

Beaucoup n'ont pas osé sauter le pas par peur ou par manque de confiance. Le fait de lire ce livre montre que vous faites partie des personnes qui ont compris qu'il existe des alternatives naturelles pour perdre du poids et améliorer sa santé.

Dans le chapitre suivant, vous découvrirez tout ce qui est important de savoir sur le jeûne intermittent.

Vous apprendrez à bien vous préparer avant de commencer, mais aussi quelles sont les erreurs à ne pas commettre lorsqu'on débute le jeûne intermittent.

Tous les trucs et astuces concernant le jeûne intermittent n'auront plus de secrets pour vous.

Découvrez tout de suite la partie 3 en pages suivantes.

Chapitre 3

Trucs et astuces pour un jeûne intermittent réussi

Je vais partager avec vous quelques astuces simples qui vous permettront de rester concentrées sur votre objectif. Cela vous aidera à avoir des résultats plus rapides.

Le jeûne intermittent ne se fait pas comme ça du jour au lendemain. Pour l'aborder dans les meilleures conditions, je vous conseille de bien vous préparer.

Quitte à me répéter, il y a certains points importants sur lesquels j'insiste beaucoup concernant le jeûne intermittent. Ils sont, en quelque sorte, les zones clés à bien retenir.

J'en parle tout au long du livre, afin que ces notions de base soient toujours présentes dans votre esprit.

Bien préparer son jeûne intermittent

Préparez-vous mentalement.

Perdre du poids peut-être pour certaines personnes, l'une des choses les plus difficiles qu'elles accomplissent dans leur vie. Cesser de s'alimenter pendant un certain nombre d'heures, peut- être une chose difficile pour certains.

En effet, si vous avez l'habitude de prendre tous les matins un copieux petit-déjeuner, je vous conseille pour les trois premiers jours, de reculer ce moment d'une heure.

Les 3 ou 4 jours suivants, de deux heures, pour atteindre plus aisément l'heure à laquelle vous allez arrêter de jeûner tous les jours. Allez-y étape par étape.

Si vous faites partie des personnes, plus fragiles et sensibles, afin d'éviter la tentation de manger certains de vos aliments préférés, essayez de vous occuper le plus possible.

Rassurez-vous, ces sensations ne durent qu'un temps (de quelques jours pour certains à 2 semaines pour d'autres), c'est pourquoi vous devez faire preuve de volonté au cours de cette période.

C'est vraiment cette phase des « premiers pas » qui va être décisive pour vous. J'ai entendu des personnes me dire : « j'ai trop l'habitude de prendre mon petit-déjeuner et au bout de deux heures j'ai craqué ».

Franchement, craquer au bout de deux heures, c'est faire preuve d'une volonté d'un niveau assez impressionnant.

Tout ça, pour vous dire qu'il faut être un minimum motivé et prendre conscience de ce que vous êtes prêts à faire comme concessions afin de perdre du poids.

Fixez-vous des objectifs raisonnables.

N'essayez pas de vouloir trop en faire, en changeant radicalement votre alimentation du jour au lendemain. En pratiquant le jeûne intermittent, vous allez perdre des kilos, c'est certain, mais restez réaliste et ne pensez pas que vous allez perdre 10 kg par semaine.

Je vous conseille fortement d'entamer votre jeûne en douceur et de manière progressive. Il ne sert à rien de vous fixer des objectifs impossibles à atteindre ce qui ne fera que vous décourager et vous poussera à abandonner très rapidement.

Aussi, lors des fenêtres d'alimentation, changez doucement vos habitudes en diminuant petit à petit vos excès de sucre par exemple.

Vous pouvez aussi vous fixer comme objectifs d'abandonner une mauvaise habitude tous les sept jours ou deux fois par mois.

Au bout de quelque temps, vous aurez acquis une meilleure façon de vous alimenter sans avoir le sentiment de frustrations que l'on retrouve toujours dans les régimes trop stricts.

J'ai vu trop de personnes qui s'étaient fixé des objectifs insurmontables et surtout irréalistes, abandonner.

Il ne sert à rien de commencer un jeûne intermittent « 4 : 20 » et jeûner 20 heures par jour lors d'une première expérience.

Pour une personne qui n'a pas l'habitude de pratiquer, ce serait perdu d'avance de vouloir trop en faire et au bout du compte, ne rien obtenir du tout.

Vouloir maigrir trop vite n'est pas une solution viable sur le long terme, croyez en mon expérience. Commencez par la méthode la plus pratique pour vous, et au fur et à mesure ajuster votre jeûne si vous en ressentez le besoin.

En procédant de la sorte, vous ferez partie des personnes qui ne peuvent plus se passer du jeûne intermittent tout en récoltant de nombreux bénéfices pour votre corps et votre santé dans son ensemble.

Mon conseil : profitez de chaque kilo perdu   !

Entourez-vous de personnes qui vous soutiennent.

Oui, ce sera plus facile si vous rassemblez autour de vous des gens qui désirent pratiquer le jeûne intermittent avec vous afin d'en tirer tous les bienfaits. Ou tout simplement, celles et ceux qui désirent vous aider à atteindre vos objectifs et qui vous soutiennent.

Il est donc intéressant d'en parler à vos proches, vos amis, votre famille, afin de les impliquer dans votre projet et recevoir le soutien nécessaire dont vous aurez peut-être besoin au fil du temps.

Dans ce cas, ce sera beaucoup plus facile pour vous, par rapport à d'autres personnes qui se lancent seules dans cette expérience.

Pouvoir se confier à quelqu'un, lui raconter l'évolution de son parcours, écouter ses conseils, peut-être un plus très appréciable.

Lorsque l'on doit perdre beaucoup de poids, il est extrêmement motivant de se sentir soutenu.

Ayez un objectif en tête et tenez-vous-y.

Plus votre désir est clair dans votre tête et bien préparé, et plus il sera facile de l'atteindre.

Il est reconnu dans de nombreux domaines que le fait d'avoir un objectif précis de ce que l'on désire atteindre rend la chose plus facile que de foncer tête baissée sans vraiment savoir où l'on va.

Ne vous mettez pas la pression, fixez-vous un objectif réaliste sur le moyen ou le long terme.

Ce que j'aime faire pour rester motivé dans les moments de baisse de moral : je n'hésite pas à écrire sur une feuille de papier ce que je désire accomplir.

Je colle cette feuille sur le frigidaire, et le fait de la voir plusieurs fois par jour me motive énormément.

Occupez-vous.

D'un point de vue psychologique, il est beaucoup plus facile de jeûner lorsque l'on est occupé que de regarder sa montre toutes les cinq minutes.

Il est évident, que si vous êtes assis devant la télévision à ne rien faire, vous aurez systématiquement des envies de grignoter ou tout simplement de vous alimenter.

À ce moment précis, la tentation peut-être alors très grande.

Hydratez-vous.

Ne pas s'alimenter pendant les périodes de jeûne ne veut pas dire arrêter de boire. Au contraire, buvez régulièrement de l'eau pour bien hydrater votre organisme.

Gardez toujours près de vous une bouteille d'eau, car pendant la période de jeûne il est essentiel de boire beaucoup.

Buvez au minimum 1,5 l d'eau par jour afin de bien vous hydrater. Notre corps est constitué d'environ 65 % d'eau qui irrigue tout notre organisme, c'est vous dire l'importance de l'eau pour les êtres humains que nous sommes.

L'idée est d'apprendre à boire régulièrement tout au long de la journée, car aujourd'hui la plupart des gens ne boivent pas assez.

De plus, le fait de boire donne un sentiment de satiété. Alors si vous sentez une petite faim, buvez un grand verre d'eau, c'est radical.

Mangez plus de légumes.

Pendant les fenêtres d'alimentation, il est conseillé pour les personnes qui veulent perdre du poids rapidement de manger plus de légumes qu'elles ne le font habituellement.

Le problème est qu'il n'y a pas que les enfants qui détestent les légumes, les adultes éprouvent aussi de la difficulté à les manger.

Si vous désirez mettre toutes les chances de votre côté et atteindre votre objectif, consommer quelques légumes vous fera le plus grand bien.

Alors, lancez-vous et optez pour les légumes au moins trois jours par semaine.

Pour aller plus loin, consommez plus de légumes coupe-faim. Ils sont intéressants parce qu'ils contiennent une grande quantité d'eau : le radis, l'endive, la courgette, la laitue, les asperges...

Vous pouvez de cette manière remplir votre estomac pour une quantité ridicule de calories.

Ne négligez pas les petits plaisirs.

Ne pas prendre de plaisir pendant les fenêtres d'alimentation est une erreur monumentale. Mangez ce que vous aimez rendra votre jeûne plus facile et agréable.

Il faut savoir qu'en vous abstenant de manger pendant environ 16 heures lors de votre jeûne, votre organisme est en mode «

famine » et manque de calories à ce moment précis, alors profitez- en.

Tout dépend de ce que vous vous êtes fixé comme objectif de perte de poids, mais le meilleur moyen de rester motivé est de ne pas vous imposer trop de restrictions. J'ai commis cette erreur lorsque j'ai commencé et je l'ai regrettée.

Alors, quand vous en ressentez vraiment le besoin, faites-vous plaisir.

Rien ne vous empêche de déguster un bon plat qui vous fait tellement envie. Mangez avec modération, vous n'êtes pas obligé de vous resservir trois fois.

Personnellement, je mange un gâteau au chocolat (ou un bon plat riche en calories) lorsque j'en ai vraiment envie, cela rend mon jeûne beaucoup plus facile.

N'espérez pas des résultats trop rapides.

Je suis sûr que vous l'avez bien compris, il est plus facile de prendre du poids que d'en perdre.

Le principal problème qui empêche les gens d'atteindre leurs buts est qu'ils s'attendent à une grosse perte de poids à très court terme. Si ce n'est pas le cas, cela risque de diminuer leur motivation du départ.

Si vous faites partie de ces personnes qui perdent rapidement du poids, alors tant mieux et c'est génial.

Dans le cas contraire, je vous conseille de garder à l'esprit qu'il faut du temps pour perdre le gras stocké. Mais peu importe la durée qu'il vous faudra pour éliminer vos kilos en trop, je vous le dis, cela en vaut la peine.

Alors, restez concentré sur ce que sera votre vie et votre santé d'ici quelques mois.

Pour finir, vous devez garder l'esprit que perdre du poids est surtout un test de volonté.

La personne qui en est consciente a déjà fait la moitié du chemin et je suis sûr qu'elle obtiendra des résultats.

Regardez les sportifs de haut niveau, ils sont tous surentraînés. Physiquement, ils sont au maximum de leur performance, mais la différence se joue souvent dans la tête, au niveau du mental, de la volonté.

Alors, un conseil : ne baissez jamais les bras !

Les erreurs à ne pas commettre

Manger de façon démesurée durant les fenêtres d'alimentation.

Restez raisonnable, et n'allez surtout pas dévorer tout et n'importe quoi par peur d'avoir faim pendant les heures de jeûne.

Vous allez très vite vous rendre compte que le jeûne intermittent est facile pour la plupart d'entre nous.

Alors, pas de panique, consommer des produits sains sans exagérer sur les quantités.

À la base, lors du jeûne intermittent il n'y a pas de restrictions alimentaires, vous mangez ce que vous voulez. Mais aujourd'hui, la plupart des gens savent que les produits alimentaires transformés sont très mauvais pour la santé.

C'est pourquoi une alimentation saine est très importante pour bénéficier de tous les bienfaits du jeûne intermittent.

Consommer trop de café.

Comme nous l'avons vu plus haut lorsque l'on commence le jeûne intermittent, il est possible de ressentir une petite faiblesse une ou deux heures avant la période d'alimentation.

Certaines personnes boivent beaucoup de café pour compenser ce manque d'énergie passager.

Il serait dommage que cela devienne une habitude, car cette sensation de fatigue ne dure que quelques jours.

Au lieu de boire une cafetière de café par jour, soyez patients, votre organisme en a vu d'autres, il va s'habituer rapidement à ce nouveau rythme.

Vous serez surpris d'avoir autant d'énergie après quelques jours de pratique.

Baisser les bras.

Si vous rencontrez quelques petites difficultés sur les premiers jours de jeûne tel que maux de tête, fatigue, sensation de faim, ne renoncez pas et sachez que tout va rentrer dans l'ordre au bout de quelques jours.

Laisser à votre corps le temps de s'habituer à ce nouveau mode d'alimentation.

N'abandonnez pas dès le premier obstacle.

Mélanger le jeûne intermittent avec d'autres régimes.

L'erreur que commettent un certain nombre de débutants est de combiner le jeûne intermittent avec d'autres régimes.

Cela ne sert strictement à rien.

Restez concentré sur votre protocole et vous verrez que la pratique du jeûne intermittent vous fera perdre du poids et vous ne serez pas déçus.

Être trop strict.

Oui, lorsque l'on pratique le jeûne intermittent, nous respectons autant que possible les périodes de jeûnes et les fenêtres d'alimentation.

Par contre, évitez de stresser si vous devez manger plus tôt que prévu ou si vous devez jeûner un peu plus.

Gérez votre semaine au mieux de vos possibilités. Si vous êtes de sortie, il est toujours possible, le lendemain, de vous alimenter de façon moins calorique.

Cela m'est arrivé souvent, et ce n'est pas la dernière.

Chapitre 4

Les Effets du Jeûne intermittent sur l'organisme

La science ne ment pas !

Avant de me lancer dans le jeûne intermittent, j'ai effectué de nombreuses recherches sur les réels bienfaits de cette pratique et sur les résultats qu'elle peut apporter.

C'est tout naturellement que je me suis penché sur ce que disent les scientifiques sur le jeûne intermittent.

Avoir un avis scientifique était très important pour moi avant de me lancer dans cette aventure. Je voulais avant tout, savoir si le jeûne aurait une incidence sur ma santé et quels bénéfices je pourrais en tirer réellement.

Découvrez ce qu'ils disent.

Des chercheurs, de l'université de Floride (États-Unis), ont mené une étude sur la capacité que pourrait avoir le jeûne intermittent à agir sur nos cellules de façon à ralentir le vieillissement.

Cette étude a été menée durant une période de trois semaines. Les

24 individus participants à cette étude se sont vus proposer une alimentation avec un apport calorique quotidien réduit de 75 % soit 1/4 des besoins journaliers.

Ce jour de diète était suivi d'une journée d'abondance où l'apport calorique alimentaire était augmenté de 75 % par rapport à une alimentation normale.

Les résultats ont été surprenants étant donné que les participants ont vu leur taux de protéines sirtuines (appelé protéines de longévité), augmenté.

Les sirtuines contrôlent le rythme du vieillissement et favorisent la longévité des cellules.

Mark Mattson, chercheur à l'Institut National sur le Vieillissement, a étudié les avantages du jeûne intermittent sur la santé, et les avantages de la restriction

calorique. Selon lui, il y a plusieurs théories qui ex-
pliquent pourquoi le jeûne fonctionne :

« Celle que nous avons bien étudiée et pour laquelle
de nombreuses expériences ont été menées émet l'hy-
pothèse que durant une période de jeûne, les cellules
se trouvent dans un léger stress et elles y répondent par
une adaptation en améliorant leur capacité à faire face
à ce stress et peut-être résister à la maladie... Il y a une
très grande similitude entre la manière dont les cellules
répondent au stress durant l'exercice physique et celle
dont elles répondent au jeûne intermittent ».

Des chercheurs de l'institut de cardiologie de l'Inter-
mountain Médical Center (États-Unis) ont remarqué
qu'après 10 à 12 heures de jeûne, l'organisme commence à rechercher d'autres sources d'énergie dans le
corps afin de nous garder en bonne santé. Il tire le
mauvais cholestérol à partir des cellules graisseuses et
l'utilise comme énergie.

Dans ce même institut, le docteur Horne, chercheur
principal de cette étude, a déclaré :

« Les changements qui ont été le plus intéressants, voire
même inattendus étaient aussi liés au métabolisme et

au risque de diabète. Ce qui nous conduit à penser que le jeûne a un impact important sur la diminution des risques de diabète et de problèmes métaboliques ».

Krista Varady, professeur agrégé de nutrition à l'Université de l'Illinois à Chicago, a étudié les effets de jeûner un jour sur deux (Alternate Day Fasting), auprès d'une centaine d'adultes obèses.

Lors des essais d'une durée de 8 à 10 semaines, elle a constaté que les gens perdaient en moyenne près de 6 kilos.

De plus, elle a remarqué chez ces personnes obèses, une réduction significative du taux de cholestérol LDL, de la pression artérielle, des triglycérides, de l'insuline et de l'hormone liée au stockage des graisses.

Le Dr Varady a trouvé lors sa recherche que le jeûne intermittent était plus facile lorsque les gens pratiquaient un régime modérément riche en graisses et que les patients étaient autorisés à consommer jusqu'à 500 calories sur leurs jours de jeûne.

Dans ses études, 10 à 20 % des gens trouvaient généralement le régime alimentaire trop difficile et arrêtaient rapidement. Ceux qui s'y tenaient s'habituaient généralement après la première semaine.

« Nous avons suivis près de 700 personnes à travers divers tests »,

a déclaré le Dr Varady.

« Nous pensions que les gens allaient se suralimenter lors des jours sans restriction pour compenser. Mais les patients pour une raison quelconque, indépendamment de leur poids corporel, ne mangeaient qu'environ 10 à 15 % de plus que d'habitude. Ils n'ont pas vraiment trop mangé, et je pense que c'est pour cela que ça fonctionne ».

Étude scientifique concernant les femmes.

Mais ce n'est pas tout, d'autres études scientifiques ont été menées afin de connaitre l'impact du jeûne intermittent sur les femmes.

Par exemple cette étude qui a été conduite sur 107 femmes divisées en deux groupes dont l'un pratiquait le jeûne intermittent tandis que l'autre groupe le jeûne continu.

L'expérience qui a duré 6 mois proposait une restriction alimentaire de 25 % durant les sept jours de la semaine pour les personnes pratiquant le jeûne continu.

Pour les femmes ayant choisi le jeûne intermittent, une diminution de 25 % a été proposée pour une durée de deux jours par semaine. Les cinq jours restants les participantes pouvaient manger sans restriction.

Voici les conclusions de l'étude :

Le jeûne intermittent est aussi efficace que le jeûne continu en ce qui concerne la perte de poids, la sensibilité à l'insuline et d'autres bio marqueurs de santé. Ainsi, le jeûne intermittent peut être proposé comme une alternative équivalente au jeûne continu pour la perte de poids et la réduction du risque de maladies.

Comme vous pouvez le constater, les preuves s'accumulent sur l'impact positif du jeûne intermittent sur notre santé.

À vous de tirer profit des nombreux bienfaits qu'il vous offre, et sachez toutefois que le jeûne intermittent peut être un moyen extrêmement efficace pour les personnes qui ont de grandes difficultés à perdre du poids.

Aussi, pour d'autres problèmes de santé, le jeûne intermittent peut être un excellent complément à votre traitement médical.

Le jeûne intermittent pour rebooster votre métabolisme

Avant de vous lancer tête baissée dans cette expérience, laissez- moi vous expliquer comment le jeûne intermittent agit sur votre organisme et comment il peut transformer votre corps.

Le jeûne intermittent est bon pour la santé, car il favorise une meilleure utilisation des ressources de notre organisme, qui sont souvent sollicitées lors de la digestion. En effet, la digestion demande une grande quantité d'énergie.

En s'abstenant de manger pendant une certaine période, le corps va utiliser l'énergie économisée, pour effectuer d'autres tâches, beaucoup plus bénéfiques pour l'organisme :

Désintoxication, règlement hormonal, réparation des tissus et des cellules, meilleure gestion des réserves énergétiques stockées... d'où une plus grande résistance aux maladies.

C'est ce mécanisme d'adaptation du corps qui permettait à nos ancêtres de rester actifs malgré des périodes plus ou moins longues de sous-alimentation.

En effet, lorsque la nourriture est disponible en quantité, le corps a tendance à choisir la solution la plus facile et lorsque certaines cellules sont défectueuses, il les anéantit et les remplace ensuite. Ce phénomène accélère le vieillissement.

Par contre, lors d'une période de jeûne intermittent, l'organisme subit un changement d'état et de ce fait, il régénère les cellules au lieu de les détruire. Ce processus demande moins d'énergie, et permet ainsi d'améliorer la longévité des cellules.

Le jeûne va également déclencher un ensemble de réactions dans le corps :

Il va induire une augmentation de catécholamines (l'adrénaline et la noradrénaline) et de l'hormone de croissance, qui exerce une action stimulante au niveau cardio-respiratoire et cérébral. Ainsi, il devient plus facile de se concentrer et réfléchir efficacement. Nous ressentons assez rapidement ces changements très appréciables.

Hormone de croissance et perte de poids.

Au fur et à mesure que nous avançons dans l'âge, il devient difficile pour notre organisme de produire l'hormone de croissance.

Elle joue un rôle important au niveau de la perte de poids, car chez l'adulte un niveau trop bas de l'hormone de croissance conduit souvent à une augmentation de la graisse corporelle.

Vous comprenez pourquoi plus on vieillit et plus il est difficile de perdre du poids.

Rien n'est perdu, car le jeûne intermittent permet une augmentation de l'hormone de croissance ce qui implique une diminution des graisses.

Une étude a démontré qu'un jeûne de 24 h augmentait la production de l'hormone de croissance de 2000 % chez les hommes et de 1300 % chez les femmes.

En fait, l'augmentation de cette hormone permet d'activer un processus appelé lipolyse (transformation du gras stocké en énergie).

Les effets de l'insuline.

Le jeûne intermittent permet de mieux gérer la glycémie (en régulant la production d'insuline), et permet une meilleure tolérance au glucose.

L'insuline est une hormone responsable de la prise de poids, elle empêche la perte du gras et facilite l'accumulation de celui-ci dans les cellules graisseuses.

En consommant trop de glucides, le taux de sucre dans le sang augmente. L'organisme sécrète de l'insuline pour ramener le taux de glucose à la normale, car un taux élevé de glucose dans le sang est toxique pour le corps.

Ainsi, l'insuline dirige le glucose dans les muscles ou le foie, mais une fois ceux-ci saturés, le glucose est envoyé dans les cellules graisseuses où il est stocké. Celles-ci n'ont pas de limite de stockage.

Pour maigrir, il est préférable de garder un taux d'insuline assez bas le plus longtemps possible.

Aussi, le jeûne intermittent conduit notamment à une baisse d'insuline pendant une longue période. Ce qui est très intéressant pour la perte de poids.

La ghréline : son rôle sur la faim.

Le jeûne intermittent joue un rôle important sur cette hormone appelée hormone de la faim.

Sécrétée par l'estomac, elle a pour fonction d'indiquer au cerveau que le corps a besoin de s'alimenter. Plus le taux de ghréline augmente, plus vous ressentez le besoin de vous alimenter.

Après avoir mangé, le taux de ghréline redescend et la sensation de faim diminue ou disparaît selon la quantité absorbée.

Vous l'avez maintenant compris, comme le jeûne intermittent est basé sur des périodes d'alimentation suivie de périodes de jeûnes, cela a un impact important sur l'hormone de la faim.

Effectivement, en habituant votre organisme à manger à un moment précis de la journée (par exemple lors de votre jeûne intermittent, vous commencez à manger tous les jours à 13 heures), votre organisme va venir se caler sur cette routine et va produire de la ghréline à ce moment-là.

Par contre, si vous avez l'habitude de vous alimenter à n'importe quel moment, votre organisme risque de produire de la ghréline régulièrement au cours de la journée.

La sensation de faim sera toujours présente et vous ne cesserez de vous alimenter ce qui augmentera considérablement les risques de prise poids.

La leptine : le saviez-vous ?

Pour ceux qui désirent contrôler leur poids, il est important de savoir que la leptine est une hormone très importante dans la gestion du taux de gras dans le corps.

Elle agit principalement sur la régulation du poids corporel. Une diminution de leptine induira une augmentation de l'appétit.

Cette hormone est libérée quand les réserves de graisse augmentent pour indiquer au cerveau que vous avez assez mangé.

Une fois cela compris, il faut savoir que pour les personnes qui ont un gros appétit, le jeûne intermittent est excellent.

En effet, la fenêtre durant laquelle on s'alimente étant réduite, les repas sont bien plus importants. La sensation de satiété est atteinte rapidement.

De plus, un faible nombre de repas permet de mieux réguler l'appétit.

Pour conclure.

Il faut savoir qu'à partir d'un certain temps d'adaptation, le corps va apprendre à mieux gérer ses réserves de graisse.

Comme nous venons de le voir, grâce à divers mécanismes chimiques, le jeûne intermittent augmente le nombre de calories brûlées. Mais c'est avec une grande efficacité qu'il permet de supprimer les dernières poches de gras qui se situent en général au niveau du ventre, de la ceinture et des cuisses.

Bonne graisse VS. mauvaise graisse

Tout le monde pense que pour être en bonne santé il faut absolument se débarrasser des graisses corporelles.

Oui, pour la plupart d'entre nous la graisse corporelle a une très mauvaise réputation, tout comme les matières grasses qui se trouvent dans les aliments qui ont aussi un sérieux problème d'image.

Pourquoi ?

Tout simplement parce que certains types de matières grasses peuvent jouer un rôle dans les maladies cardio-vasculaires, le cancer, l'obésité et le diabète.

Pourtant, il existe plusieurs catégories de graisse localisée dans différents endroits de notre corps qui ne sont pas toutes à mettre dans le même panier.

Savez-vous que certaines vitamines ont besoin de graisse pour se dissoudre correctement dans le sang.

Oui, notre corps est constitué de bonnes et de mauvaises graisses et notre organisme a besoin d'un minimum de graisse pour nous maintenir en vie.

Les principales graisses qui se trouvent dans le corps sont au nombre de deux :

Le tissu adipeux brun.

Il nous aide à maintenir un certain niveau de chaleur dans notre corps. En grande quantité chez les bébés au niveau du dos, il permet de maintenir le corps au chaud.

Les scientifiques pensaient que les adultes n'avaient pas de tissu adipeux brun, mais de nouvelles preuves indiquent que cela est en réalité inexacte et que celle-ci est bien présente chez certains individus.

Chez l'adulte, la quantité de tissu adipeux brun n'est pas excessive et est répartie sur différents endroits du corps.

Lorsque la personne frissonne et se trouve dans un environnement froid, cette graisse est activée pour maintenir une certaine température dans le corps.

Pour cela, elle utilise les calories comme source de combustion. Oui, le tissu adipeux brun lorsqu'il est activé nous fait maigrir.

On peut donc considérer que le tissu adipeux brun est bon pour

l'organisme.

Le tissu adipeux blanc.

C'est une graisse plutôt malsaine qui est pleine d'acidité et de toxicité. Son rôle principal est le stockage d'énergie.

Elle se situe entre autres au niveau du ventre, du bas du dos (poignées d'amour) pour les hommes, des hanches, des fesses et des cuisses chez les femmes. Elle représente environ un cinquième du poids corporel chez l'homme et un quart chez la femme.

Elle renferme la quasi-totalité des triglycérides stockés dans l'organisme et représente donc une des plus grandes réserves énergétiques de l'organisme.

Lorsque les réserves de glucides sont épuisées, c'est dans cette réserve que l'organisme vient puiser.

Enfin, la graisse blanche est stockée de deux façons différentes sous forme de graisse sous-cutanée et de graisse viscérale.

Vous allez voir ci-dessous que l'endroit où elle est stockée joue un rôle important sur notre santé, car elle peut être plus ou moins dangereuse lorsqu'elle est concentrée à certains endroits.

La graisse sous-cutanée.

Située directement sous la peau, elle constitue en moyenne 40 à 60 % de la graisse corporelle chez les personnes souffrant d'obésité. Bien sûr, tout le monde a de la graisse sous-cutanée, mais certaines personnes en ont plus que d'autres.

Souvent disgracieuse d'un point de vue esthétique, il faut savoir qu'elle a pour rôle la protection des organes, des os et des muscles et fait office, si l'on peut dire, d'armure. C'est cette graisse, considérée comme superficielle, qui cache vos fameux abdominaux.

La graisse viscérale.

C'est la graisse qui se cache à l'intérieur, elle est très difficile à déceler contrairement à la graisse sous-cutanée. Impossible de la mesurer, elle ne peut pas être pincée entre les doigts, car trop profonde.

La graisse viscérale est dangereuse pour votre santé, elle remplit l'espace entre vos abdominaux et s'enroule au niveau des organes vitaux (foie, reins, pancréas) créant ainsi une inflammation au niveau de ces organes.

Les scientifiques ont démontré que la graisse viscérale est beaucoup plus dangereuse que la graisse sous-cutanée. Une augmentation de celles-ci peut entraîner des complications cardio- vasculaires et de l'obésité.

Il faut savoir que vous pouvez avoir un taux élevé de graisse viscérale sans vous en rendre compte même si vous n'êtes pas en surpoids.

Petite astuce :

La mesure de votre tour de taille peut vous donner un aperçu du taux de graisse viscérale que vous avez autour de vos organes vitaux.

Pour ce faire, munissez-vous d'un mètre de couturière avec lequel vous allez enrouler la partie la plus large de votre taille.

Veillez à ce que le ruban soit posé bien à plat sans trop tirer de façon à creuser la peau ni le relâcher complètement.

Si la mesure de votre tour de taille indique un chiffre supérieur à ceux indiqués ci-dessous, cela révèle un risque plus ou moins élevé de gras viscéral.

Pour les hommes : une mesure supérieure à 101,6 cm.

Pour les femmes : une mesure supérieure à 88,9 cm.

Parlez-en à votre médecin qui pourra éventuellement vous faire des tests plus poussés pour mesurer avec précision votre graisse viscérale afin de mieux prédire les éventuels risques de maladies.

Alimentation : bien choisir vos matières grasses.

Éviter le mauvais gras comme les graisses saturées ainsi que les graisses trans.

Les acides gras saturés.

Ils sont principalement d'origine animale.

Lorsqu'ils sont consommés de manière excessive, les graisses saturées sont reconnues pour augmenter les risques de cholestérol et viennent augmenter les risques de maladies cardiaques.

On les trouve dans :

Le bœuf, l'agneau. Le beurre.

Le fromage.

Le lait entier.

Les graisses trans.

Il existe des acides gras trans d'origine naturelle alors que d'autres sont d'origine industrielle. Ces derniers sont synthétisés par des procédés industriels comme l'hydrogénation des huiles végétales.

Ce type de procédé permet de transformer des graisses de l'état liquide à l'état solide (margarine), ce qui les rend moins sensibles à l'oxydation et permet une plus grande facilité d'utilisation et de stockage.

En effet, elles ont l'avantage de rester solides et se conservent plus longtemps (tout « bénef » pour les industriels).

On les trouve dans : Les plats cuisinés.

Les pâtisseries industrielles. Les bonbons.

Les pâtes à tartiner.

Les aliments frits (beignets, frites).

Tout comme les graisses saturées, elles peuvent augmenter le mauvais cholestérol (LDL). Les risques de maladies cardiaques sont trois fois plus élevés qu'avec les graisses saturées.

Matières grasses : faites le tri.

Privilégiez les aliments contenant des graisses mono insaturés et polyinsaturés.

Les graisses mono-insaturées.

Elles sont reconnues pour abaisser le pourcentage de mauvais cholestérol et augmenter le bon cholestérol.

Une grande quantité de notre alimentation contient des graisses mono insaturées.

On les trouve dans :

Les avocats. L'huile d'olive. L'huile d'arachide.

L'huile de carthame. Les cacahuètes.

Les noix de macadamia.

Les graisses polyinsaturées.

Ce type d'acides gras que vous connaissez certainement sous le nom d'oméga-3 (acide alpha linolénique) et oméga-6 (acide linoléique) s'avèrent particulièrement bénéfiques pour le corps. Ils sont essentiellement présents dans les poissons gras ou les produits végétaux.

Les oméga-3 et les oméga-6 utilisent un enzyme commun et suivant la quantité que nous consommons peuvent se gêner l'un l'autre. C'est pourquoi il est important d'optimiser le ratio oméga-3/oméga-6 afin qu'ils ne se gênent pas entre eux au sein du métabolisme.

Oméga-3.

On les trouve dans :

Le saumon. La sardine. Le hareng.

Le maquereau. Le thon.

La truite.

Les noix.

Les noisettes.

Les amendes.

Les pistaches…

Oméga-6.

On les trouve dans :

Huile de foie de morue. Huile de noix.

Huile de pépin de raisin. Huile de tournesols.

Huile de palme.

Huile de colza.

Huile de soja.

Margarine.

Beurre d'arachide...

Comme les acides gras oméga-3, les oméga-6 font partie des acides gras essentiels. Ils sont nécessaires à notre santé, mais le corps ne peut pas les fabriquer. Par conséquent, nous devons les intégrer dans notre alimentation.

Il faut savoir qu'en Europe la consommation d'oméga-6 est largement supérieure à celle des oméga-3. Pour une alimentation saine, le rapport oméga-3/oméga-6 doit être en dessous de 1/5.

C'est-à-dire qu'il est conseillé de consommer au maximum 5 fois plus d'oméga-6 que d'oméga-3 pour en tirer tous les bienfaits et aller vers une meilleure alimentation.

Cet équilibre doit être respecté afin de profiter des bienfaits de ces acides gras essentiels dans le cadre d'une alimentation saine.

Chapitre 5

Ce Que Vous Devez Absolument Savoir Sur Le Jeûne Intermittent

Contre-indications à ne pas prendre à la légère

Bien que le jeûne intermittent possède de grandes vertus, et malgré tous les bienfaits qu'il procure, il est déconseillé pour certaines personnes, voire totalement interdit.

Grossesse ou allaitement.

Au cours de la grossesse, les besoins en calories augmentent. En jeûnant, la femme va diminuer sa consommation de calories alors que son état en demande davantage.

Si ces apports nutritionnels ne sont pas fournis, cela pourrait avoir un impact sur le processus de croissance du fœtus.

Il est donc important, pour une femme enceinte, de s'alimenter régulièrement tout au long de la journée, afin d'apporter tous les nutriments nécessaires à la bonne croissance de son bébé.

Si vous êtes enceinte, il suffit de manger lorsque vous avez faim et d'éviter le jeûne.

Maigreur extrême ou état d'anorexie.

Pour les personnes qui ont des problèmes de stabilité alimentaire, le jeûne est à éviter absolument.

La priorité est de retrouver une stabilité au niveau de l'alimentation et atteindre son poids de forme.

Le jeûne, dans ce cas, va venir saboter tous les efforts fournis en amonts pour retrouver un bon équilibre dans la façon de s'alimenter.

Ulcères de l'estomac.

Le jeûne peut provoquer une augmentation de l'acidité gastrique.

Les personnes qui souffrent d'ulcère à l'estomac peuvent en témoigner, ce n'est vraiment pas agréable. Mis à part un inconfort certain, les brûlures d'estomac que cela entraîne ne sont pas faciles à gérer. Cela provoque des douleurs aiguës et peut entraîner des vomissements.

Le fait d'avoir l'estomac vide peut provoquer chez certaines personnes de violentes douleurs.

Les personnes sous certains traitements médicaux.

Il est évident que si vous prenez un traitement médicamenteux, la première des choses avant de commencer le jeûne est d'en parler à votre médecin traitant.

Ensuite, il y a des traitements qui sont reconnus pour irriter les muqueuses de l'estomac quand ils sont pris à jeun, comme les anti- inflammatoires. Il est souvent conseillé par le médecin de les consommer au milieu des repas.

Si vous êtes sous traitement, veillez à ce qu'il soit compatible avec un jeûne de plusieurs heures par jour.

Fatigue extrême.

Les symptômes liés à la fatigue chronique ne permettent pas à une personne atteinte de ce trouble de pratiquer le jeûne. Quelques exemples de symptômes liés à cette maladie :

Extrême fatigue, douleurs musculaires, problèmes d'équilibre, faiblesse.

Dans une telle situation, il ne convient pas de pratiquer le jeûne qui pourrait augmenter l'état de fatigue extrême.

Insuffisance rénale.

Les reins sont énormément sollicités, ils filtrent plus d'une centaine de litres de sang par jour. Pour les personnes atteintes de cette maladie, le jeûne intermittent est à proscrire, car il peut constituer un danger.

En effet, il y a un risque d'aggravation de la maladie lors du drainage des toxines engendrées par le jeûne.

Les reins vont être sollicités pour évacuer une partie de ces toxines par les urines, donc le risque de complications devient beaucoup plus important.

Dépendance à l'alcool.

La plupart des médecins conseillent aux personnes ayant une dépendance à l'alcool de régler dans un premier temps le problème lié à cette dépendance.

Puis, dans un deuxième temps, commencer à jeûner tout en douceur, jusqu'à arriver au jeûne que vous vous êtes fixé.

Il faut savoir qu'en cas de rechute, l'absorption d'alcool à jeun augmente les effets toxiques de l'alcool sur le cerveau.

Les personnes toxicomanes.

Toutes les addictions en général, ne font pas bon ménage avec le jeûne. Le mieux, comme je l'ai cité plus haut, est de régler son problème d'addiction dans un premier temps.

Les contre-indications liées à ces produits étant importantes, une période de sevrage devra être envisagée, accompagnée par un professionnel de santé.

Les personnes ayant subi une chirurgie récente.

Si vous venez de subir une chirurgie, votre corps va avoir besoin de récupérer. Il est préférable de laisser à votre organisme le temps de retrouver toutes ses capacités, car le corps est toujours affaibli après une intervention chirurgicale.

Une fois rétabli, avec l'accord de votre médecin, vous pourrez commencer votre jeûne intermittent.

Pour conclure.

Tout le monde n'est pas apte à pratiquer le jeûne intermittent, c'est pourquoi vous devez connaitre les contre-indications liées à la pratique du jeûne.

Si vous êtes sous traitement, vérifiez bien auprès des personnes compétentes que le jeûne intermittent soit compatible avec votre maladie ou tout traitement lié à celle-ci.

La liste des contre-indications citées ci-dessus n'est pas exhaustive, chaque cas est différent.

C'est pourquoi je conseille à toutes les personnes qui liront ce livre de demander l'avis de leur médecin traitant avant d'entamer un jeûne intermittent.

Cela va du bon sens, mais le rappeler me semble indispensable.

Ce que toutes les femmes devraient savoir

Il est vrai que beaucoup de rumeurs circulent en ce qui concerne les femmes et le jeûne intermittent. Les femmes seraient beaucoup plus sensibles aux signaux de la faim que les hommes.

Cela dit, plusieurs études ont montré qu'il était beaucoup plus difficile pour une femme de perdre du poids que pour un homme.

Les femmes vont surtout prendre du poids au-dessous de la ceinture : hanches, fesses, cuisses, alors que les hommes prennent surtout du poids sur le haut du corps : poitrine, abdomen, ventre.

De ce fait, ce qui désavantage les femmes est la façon dont le corps utilise cette graisse. En effet, le corps va utiliser plus facilement la graisse située sur le haut du corps pour fournir de l'énergie, alors que les graisses du bas vont plutôt faire office de stockage, donc plus difficile à brûler.

Pour enfoncer le clou, des études ont démontré qu'avec une alimentation similaire les femmes vont prendre 6 kg alors que les hommes en prendront seulement 4.

Pour maigrir, c'est exactement le même schéma : un homme perdra 6 kg lorsqu'une femme perdra 4 kg en moyenne.

Pour faire simple, pour un homme et une femme du même âge qui vont fournir les mêmes efforts durant la journée, l'homme dépensera plus de calories que la femme.

Donc, mesdames, ne pensez pas que vos efforts, pour atteindre vos objectifs de perte de poids ne sont pas suffisants. C'est bien votre métabolisme qui réagit différemment.

Vous avez biologiquement beaucoup plus de difficultés à perdre du poids que les hommes.

Si vous entamez un régime avec votre chéri, ne vous comparez surtout pas à lui, comme vous venez de le constater, la nature n'y est pas pour rien.

De ce fait, il est tout à fait normal si votre perte de poids prend un peu plus de temps lorsque vous pratiquez le jeûne intermittent (ou n'importe quel régime).

Soyez patiente, les résultats espérés ne vont pas tarder à arriver. Nous l'avons vu, le jeûne intermittent est un mode de vie et en pratiquant régulièrement, vous aurez des résultats, c'est certain.

Des centaines de milliers de femmes dans le monde pratiquent le jeûne intermittent et en tirent des bénéfices extraordinaires.

Si vous ne constatez aucun résultat au bout d'une semaine ou deux, il serait intéressant de compter vos calories durant quelques jours.

En effet, il est possible que lors des fenêtres d'alimentation votre apport calorique soit trop important. Comme nous l'avons vu, plus haut peu importe ce que l'on mange, la perte de poids se résume à

un déficit calorique. Bien entendu, ce conseil concerne autant les femmes que les hommes.

Dans la pratique, je vous conseille de commencer par un jeûne 16/8 et de peaufiner par la suite si vous en ressentez le besoin.

Ne laissez pas votre corps en mode famine trop longtemps. Si jeûner avec la méthode « 16/8 » ne vous convient pas pour un début vous pouvez diminuer d'un cran et cheminer tout en douceur avec un jeûne 14/10 (vous mangez durant 10 heures et jeûnez 14 heures).

Faites de l'exercice régulièrement et surtout fixez-vous un objectif sur le moyen ou long terme.

Il est courant qu'une femme perde 4 à 5 kg dès le premier mois de jeûne intermittent. Bien entendu, tout dépend du nombre de kilos que vous avez à perdre.

Il existe de nombreux facteurs qui entrent en compte dans le processus de perte de poids. Il est impossible de connaitre à l'avance le nombre de kilos qu'une personne va éliminer, que ce soit avec le jeûne intermittent ou avec n'importe quel régime.

Existe-t-il des effets secondaires ?

Lorsque l'on apporte un changement à son alimentation pour un régime, ou en ce qui nous concerne lors du jeûne intermittent, celui- ci peut affecter la santé hormonale des femmes dans certains cas.

Une perte de poids trop rapide, un régime restrictif mené sur une longue période ou un état de stress peuvent en effet provoquer un dérèglement hormonal.

Celui-ci peut se traduire chez certaines femmes par un dysfonctionnement menstruel, fatigue, irritabilité et insomnie.

Heureusement, cela ne concerne qu'un nombre restreint de femmes qui pratiquent le jeûne intermittent.

En ce qui concerne le dérèglement menstruel, cela concernerait surtout les femmes maigres (avec un niveau de graisse corporelle bien en dessous de 20 %).

La solution.

Si vous êtes concernées, pas de panique   ! Voici quelques règles simples à respecter.

Conseil numéro 1 :

Évitez de jeûner tous les jours de la semaine, mais plutôt 2 à 3 jours non consécutifs pour commencer (par exemple lundi, mercredi, samedi).

Les jours de jeûne, pratiquez une activité relaxante comme le yoga, la marche ou toute activité qui vous permet de vous détendre.

Jeûnez entre 12 et 16 heures maximum. Buvez beaucoup d'eau.

Au bout de 15 jours, ajoutez un jour de jeûne à votre semaine.

De toute façon, si vous êtes une femme et que vous vous posez énormément de questions sur le jeûne intermittent, dans le sens :

« Fonctionnera-t-il pour moi ? »

Je vous conseille simplement d'écouter votre corps. Revoyez vos périodes de restrictions à la baisse si nécessaire et faites une pause si vraiment vous en ressentez le besoin.

Et surtout... soyez patiente... et déterminée.

En règle générale, chez les femmes ce n'est pas vraiment le jeûne intermittent qui pose problème, mais surtout la façon dont vous allez l'utiliser pour perdre du poids.

La première chose qui apparaît (lors des coachings que je propose) est que les femmes vont avoir tendance à aller à l'extrême au niveau de la restriction alimentaire.

Lorsqu'elles accomplissent un régime ou le jeûne intermittent, elles vont réduire leur apport calorique journalier de façon importante lors des périodes d'alimentation.

Pourtant, le simple fait de sauter un repas et de vous alimenter normalement lors des plages de non-jeûne, vous allez perdre du poids régulièrement.

C'est effectivement ces personnes-là qui subissent quelques effets indésirables souvent liés à un régime hypocalorique.

Pourquoi ?

Parce que tout simplement, Mesdames, si vous laissez trop longtemps votre corps en mode famine cela va déclencher des changements au niveau de votre système hormonal.

Pour éviter cela, vous devez vous concentrer sur votre alimentation afin de préserver un équilibre entre la perte de poids régulière et le bon fonctionnement de votre organisme.

Prenez le problème à l'envers et au lieu de vous poser la question :

« est-ce que j'ai trop mangé » durant la plage d'alimentation, dites- vous plutôt : « est-ce que j'ai assez mangé aujourd'hui ».

Pensez plutôt à manger varié et équilibré, à consommer des nutriments essentiels à votre bien-être afin d'obtenir un niveau de santé optimale.

Et surtout, nul besoin de tirer sur la corde et aller dans l'extrême (si vous l'avez déjà fait auparavant), car ça n'est jamais bon sur le long terme.

Il est nécessaire aujourd'hui de bien comprendre que rien n'est figé, rien n'est gravé dans le marbre et que chaque personne va réagir différemment par rapport à l'activité physique qu'elle exerce, son travail, à sa façon de consommer...

Conseil numéro 2 :

Si vous pratiquez du sport (musculation, fitness ou autre) faites-le de manière mesurée et évitez les séances trop intensives.

Au niveau de l'alimentation, ne descendez jamais en dessous de 1100 à 1200 calories par jour afin d'éviter tout dérèglement hormonal.

Si vous en ressentez le besoin, n'hésitez pas à manger un fruit même si le moment de vous alimenter n'est pas encore venu.

Avant de partir travailler, prenez un grand verre d'eau gazeuse. Cette technique marche à tous les coups : vous ne sentirez pas la sensation de faim pour un bon moment.

Pour finir.

Voici l'exemple d'une femme brillante dans le domaine du jeûne intermittent, vous la connaissez peut-être déjà.

drsarasolomon.com 1

C'est la Docteure Sara Salomon, spécialiste en nutrition et coach de Cross Fit (programme de préparation physique et d'entraînement musculaire), elle pratique régulièrement le jeûne intermittent et l'enseigne.

Elle a inspiré un grand nombre de femmes à pratiquer le jeûne intermittent aux États-Unis et à travers le monde.

Elle dit sur sa page Facebook :

« Le jeûne intermittent est le moyen le plus simple pour perdre de la graisse et développer du muscle sans avoir faim ».

Si vous êtes à l'aise avec l'anglais, n'hésitez pas à faire un tour sur son site, vous trouverez des tas de conseils, surtout si vous aimez le sport.

Pour certaines d'entre vous, je sais que cela peut être une grande source d'inspiration.

Oui, nous avons constamment besoin d'être inspirés et les exemples ne manquent pas en ce qui concerne le jeûne intermittent.

Voici le lien vers son site (en anglais) :

Voilà, vous avez maintenant compris que le jeûne intermittent est bon pour la plupart des femmes. Il possède énormément d'avantages et peu d'inconvénients.

Même si vous faites partie de cette minorité de femmes qui ressentent quelques effets secondaires vous trouverez certainement au sein des 10 protocoles cités plus haut celui qui vous permettra de vous épanouir tout en perdant du poids.

Maintenant que vous savez à quoi vous en tenir, prenez le temps de bien évaluer le protocole que vous allez choisir puis lancez-vous.

Enfin, si vraiment le jeûne intermittent ne vous convient pas, vous aurez au moins essayé...

Prise de muscle et jeûne intermittent

Séances de musculation et prise de muscle.

Contrairement à ce que certaines personnes pensent, il est possible de prendre du muscle lorsqu'on pratique le jeûne intermittent.

Plus la durée du jeûne est longue et plus le corps puise dans ses réserves de graisse, mais il est important de savoir que l'organisme puise aussi dans ses réserves de protéines (donc de muscle), pour se fournir en énergie.

Cela n'est valable que sur les jeûnes longs (supérieurs à 16 h).

Aussi, une personne déjà mince (en dessous de 10 % de taux de gras) devrait éviter de jeûner trop longtemps (plus de 16 heures).

Si vous désirez avoir des abdominaux parfaitement dessinés, il est bon de savoir que pour certains professionnels, le jeûne est plus utile que le régime de sèche qui consiste à réduire au maximum la masse grasse. Le régime de sèche est bien connu chez les personnes qui pratiquent le fitness et la musculation.

Vous connaissez sûrement les adeptes du culturisme, ils font la chasse au moindre gramme de graisse, afin d'obtenir une plastique parfaite.

Selon les professionnels, le principe du jeûne par intermittence est très avantageux lorsque l'on désire perdre le surplus de gras.

En effet, l'organisme va bien répartir la nourriture consommée, et mieux alimenter les muscles.

Prise de muscle.

Je vais rentrer un peu plus dans les détails pour les sportifs qui s'intéressent au jeûne intermittent et qui désire prendre du muscle.

Ainsi, pour les personnes qui s'entraînent régulièrement afin de prendre de la masse, pas de panique, un jeûne de 16 heures suivi d'une bonne alimentation ne vous fera pas perdre du muscle.

Il est toutefois important de savoir qu'il est impossible de perdre de la graisse tout en augmentant sa masse musculaire en même temps.

Pour gagner du muscle, il faut manger plus de calories que vous n'en dépensez.

Pour perdre du gras, c'est tout à fait le contraire, il faut dépenser

plus de calories que vous n'en mangez.

C'est pourquoi il est logiquement impossible de prendre du muscle tout en brûlant du gras.

Ne vous inquiétez pas, il existe une solution pour les accros au sport qui cherchent à gagner du muscle.

Étude de cas.

Prenons un exemple. Admettons que vous allez à la salle de sport trois fois par semaine afin de développer votre masse musculaire.

Les jours d'entraînement, il vous suffit de consommer une alimentation beaucoup plus calorique pour que votre organisme fabrique du muscle.

Mais pour prendre du muscle, vous aurez besoin de protéines en plus d'une alimentation calorique, car les cellules musculaires en sont constituées en grande partie.

Je ne vous cache pas qu'il va falloir vous forcer un peu, car ce n'est pas évident de manger beaucoup pendant la fenêtre d'alimentation après plusieurs heures de jeûne.

Les quatre jours restants, reprenez votre alimentation « normale   », afin d'éliminer les graisses.

Finalement, en l'espace d'une semaine vous aurez éliminé des graisses et pris de la masse musculaire.

Pas mal non   ?

Petite astuce :

Il est important pour prendre de la masse musculaire de faire votre entraînement juste avant votre premier repas.

Exemple : si vous avez choisi de jeûner de 21 heures à 13 heures, faites votre entraînement dans la matinée pour finir un peu avant 12

heures.

Quand arrive l'heure de vous alimenter (donc à 13 heures), arrangez-vous pour que ce repas soit le plus important et le plus consistant de la journée.

Vous pouvez utiliser lors de ce repas jusqu'à 50 % de votre apport calorique journalier (une vraie dynamite).

C'est le secret pour gagner du muscle (et surtout ne pas en perdre), tout en pratiquant le jeûne intermittent.

Réponses aux questions les plus fréquentes sur le jeûne intermittent

Est-ce que les enfants peuvent pratiquer le jeûne intermittent ?

Personnellement, je ne conseillerais pas le jeûne intermittent pour les enfants en surpoids. Cependant, il est intéressant de savoir, que dans de nombreux endroits du monde, le jeûne est pratiqué dans certaines religions sur des périodes plus ou moins longues. Aussi, celui-ci est accompli par des adolescents sans aucun problème.

Le jeûne leur est inculqué depuis l'enfance (ils voient les adultes jeûner), donc arrivée à un certain âge, ils trouvent cela normal et jeûnent facilement.

C'est un très bon enseignement qui les aidera dans les années à venir à mieux contrôler leur façon de manger.

Pour les enfants qui sont en surpoids ou obèses, je trouve qu'il serait sage de leur enseigner à mieux gérer leur rapport avec la nourriture. Même si ce n'est pas facile dans une société gouvernée par une politique d'incitation à la consommation, il faut tout de même essayer et ne pas les abandonner dans ce combat au quotidien.

Au début, il serait intéressant de leur apprendre à manger moins,

mais mieux.

Ensuite, leur proposer de remplacer le goûter de l'après-midi par un fruit peut-être intéressant avec toujours une bonne alimentation équilibrée à côté.

Les enfants ne doivent pas aller sur les régimes à faible teneur en calories. L'impact négatif sur leur croissance est une des raisons principales.

Le fait de les priver pendant une période plus ou moins longue viendrait bouleverser à plusieurs niveaux leur métabolisme, ce qui entraînerait des problèmes de santé.

Je pense que si les parents proposent à leurs enfants de ne manger que lorsqu'ils ont vraiment faim, le corps de l'enfant va mettre en place un rythme naturel et s'adapter facilement (nous avons vu plus haut : la ghréline).

Vous l'avez bien compris, pour les enfants en surpoids, l'idée est de leur réapprendre à s'alimenter, d'éviter le grignotage et surveiller de près leur alimentation.

Inciter son enfant à faire du sport, même si cela est difficile au début, lui fixer des objectifs avec des récompenses à la clé, afin de l'encourager et le motiver.

Aujourd'hui, les enfants sont de plus en plus connectés (ordinateur, tablettes, smartphones...) et donc plus sédentaires.

Une activité physique les aidera énormément à perdre du poids. Leur proposer une activité qu'ils aiment déjà, facilitera énormément l'entrée en matière.

Par exemple, leur proposer un sport qu'ils aiment regarder à la télévision serait un bon début.

Que puis-je consommer pendant les heures de jeûne ?

Pendant les temps de jeûne, aucune nourriture ne doit être consommée (sauf si vous avez choisi un demi-jeûne).

Un des points importants du jeûne intermittent est d'empêcher le corps de produire de l'insuline donc une privation de nourriture au cours de cette période est nécessaire.

Cependant, pendant vos horaires de jeûne vous pouvez consommer du thé, du café, de l'eau et des tisanes.

Le mieux est de les consommer sans sucre, mais pour rendre le jeûne plus facile, certaines personnes apprécient de mettre une petite cuillère de Stévia (édulcorant naturel) à leurs cafés ou thé.

Le fait de sucrer votre boisson avec de la Stévia ne vous fera pas rompre le jeûne, mais personnellement je suis contre la consommation d'édulcorants.

D'ailleurs, j'ai essayé d'en prendre afin de sucrer mes tisanes, et le pouvoir sucrant n'était pas au rendez-vous. Enfin, cela me concerne personnellement, car beaucoup de personnes l'utilisent avec satisfaction.

Combien de poids vais-je perdre avec le jeûne intermittent ?

D'une personne à l'autre, la perte de poids ne sera pas la même. Différents facteurs entrent en compte, et il serait impossible de

répondre catégoriquement à cette question.

Cependant, cela va dépendre dans un premier temps de la façon dont vous allez manger pendant les fenêtres d'alimentation.

Toutefois, sachez que le jeûne intermittent est une arme redoutable en ce qui concerne la perte de poids.

Le fait de vous alimenter pendant un laps de temps défini va vous permettre de consommer moins de calories que si vous mangiez à n'importe quel moment au cours des 24 heures.

Même si vous prévoyez un copieux repas pour dîner, vous verrez que dans la pratique vous allez rapidement vous sentir rassasié et manger beaucoup moins que prévu.

Comment puis-je réduire la sensation de faim pendant mon jeûne ?

La faim est un sentiment désagréable, mais il faut savoir que ce sentiment est bien plus souvent psychologique que physique.

Notre cerveau est un outil extraordinaire. Il peut se concentrer sur une chose et en oublier tout le reste.

Occupez votre esprit en vous concentrant sur une tâche, en passant un coup de fil à une amie, en lisant un bouquin, en accompagnant le chien en promenade, cela a un impact extraordinaire.

Cela vous est-il déjà arrivé d'être pris dans un travail et d'oublier de manger sans ressentir la moindre gêne ? Je suppose que votre réponse est : oui !

Aussi, durant les temps de jeûne, je vous conseille, si vous avez vraiment peur d'avoir trop faim, de prendre du café ou du thé.

Ceux-ci sont reconnus pour avoir un effet coupe-faim, et peuvent vous aider.

Comme je l'ai cité plus haut, prendre un grand verre d'eau : souvent, nous confondons la faim et la soif.

En buvant un grand verre d'eau, vous serez surpris de voir la sensation de faim disparaître.

Nous avons vu qu'après quelques jours de jeûne intermittent votre corps aura commencé à adopter ce nouveau rythme, et la sensation de faim va s'estomper de jour en jour.

Qu'est-ce qu'il m'est permis de manger pendant la fenêtre d'alimentation ?

Il n'y a pas de restrictions spécifiques lors des fenêtres d'alimentation, vous mangez ce que vous voulez.

Bien entendu, si vous consommez tous les jours une alimentation extrêmement calorique et de façon exagérée, il est évident que de cette manière vous ne perdrez pas beaucoup de poids.

Surveillez un minimum ce que vous mangez et vous serez étonné de perdre du poids au fil des jours et des semaines.

Vous allez vite vous rendre compte que lorsqu'on pratique le jeûne intermittent, on se trouve rapidement rassasié, sans pour autant manger énormément (cela a été mon cas, et celui de bien d'autres personnes).

Quels sont les effets indésirables du jeûne intermittent ?

Si vous êtes une femme, nous avons vu tantôt les effets secondaires que peut provoquer un jeûne long sur certaines d'entre vous.

Sinon, les seuls effets plus ou moins gênants apparaissent les premiers jours de jeûne.

Le corps n'étant pas habitué à manquer de nourriture, il se peut que pendant la première semaine apparaissent quelques symptômes, tels que :

Maux de tête.

Fatigue (généralement en fin de matinée). Sensation de faim.

Diarrhée.

Ces effets peuvent durer une ou deux semaines. Mais dès que la machine est lancée, et que l'organisme a redéfini ses marques, ces sensations disparaissent.

Le jeûne intermittent est-il risqué ?

Il faut savoir que le corps s'adapte très bien au manque de nourriture, contrairement au risque de déshydratation due à une privation d'eau.

Dans certains pays (même en France), des gens jeûnent 40 jours consécutifs sans pour autant mourir de faim.

Bien entendu, ce sont des jeûnes très encadrés, suivis par des professionnels de santé.

Le jeûne intermittent ne vous rendra pas malade, bien au contraire, il vous apportera de nombreux bienfaits.

Il ne s'agit pas de vous sous-alimenter, mais de sauter un repas dans la journée, peut-être deux, pour les plus volontaires.

Milton Keynes UK
Ingram Content Group UK Ltd.
UKHW020759241123
433194UK00016B/1107